PUBLICATIONS DU *PROGRÈS MÉDICAL*

CONTRIBUTION A L'ÉTUDE

DE LA

DESCENDANCE DES INVERTIS

Par Ch. FÉRÉ, médecin de Bicêtre.

(Extrait des *Archives de Neurologie*, 1898, n° 28.)

Les perversions sexuelles ont beaucoup préoccupé les médecins et les moralistes dans ces dernières années. Si, comme la plupart des névropathies et des psychopathies [1], elles paraissent plus fréquentes qu'autrefois, c'est peut-être parce qu'on les a étudiées avec plus de soin. Leur multiplication pourrait s'expliquer par la sympathie au moins relative avec laquelle on les accueille. L'existence de l'inversion sexuelle telle qu'on l'entend chez l'homme ne peut pas être prouvée chez les animaux ; il n'est guère douteux que les conditions différentes de la sélection chez l'homme et chez les animaux soit capable d'expliquer cette différence, d'autant qu'en fait des perversions sexuelles acquises les animaux se laissent rarement dépasser par l'homme [2].

Le plus grand nombre des perversions sexuelles peuvent se développer sous l'influence de l'éducation, de l'imitation, de l'imagination, d'une irritation locale. Au premier abord on peut penser que lorsque le mal est sous la dépendance de causes dites psychiques, on peut intervenir utilement en

[1] Ch. Féré. — *Civilisation et névropathie*. (*Revue philosophique*, 1896, t. XLI, p. 400.)

[2] Ch. Féré. — *Les perversions sexuelles chez les animaux*. (*Revue philosophique*, 1897, t. XLIII, p. 494.)

agissant sur les conditions de milieu, sur l'imagination, sur la volonté. Toutefois si on parcourt les ouvrages des auteurs les plus autorisés qui ont usé de la suggestion, on peut conserver des doutes sur la réalité de leurs succès. L'hypnose, même « forcée », parait en général inefficace[1]. Ce n'est pas toutefois qu'on puisse nier absolument la guérison des perversions acquises; mais celles qui guérissent se sont en général développées en conséquence de conditions organiques sur lesquelles on peut exercer une action efficace, ou bien elles suivent l'évolution favorable d'un état morbide[2]. La réalité de ces guérisons peut faire comprendre le mécanisme de la perversion et la possibilité de la guérison des perversions acquises quelles qu'elles soient.

A côté des perversions acquises qui peuvent se développer à tout âge, suivant les circonstances, il faut distinguer d'autres perversions dont on retrouve les premières manifestations à l'époque de l'éveil de la fonction génitale, et même souvent avant; il s'agit de perversions dites congénitales.

C'est à un groupe de perversions congénitales qu'on réserve particulièrement le nom d'inversion sexuelle. Cette anomalie peut, tout comme le daltonisme, la nyctalopie, ou toute autre anomalie fonctionnelle, tant qu'elle n'abolit pas la fonction sexuelle, se transmettre héréditairement, soit au même degré, soit en s'aggravant; d'autres fois elle se manifeste chez plusieurs individus d'une même génération sans qu'on puisse remonter à un ascendant commun atteint à un degré atténué. L'analogie de ces familles avec les familles tératologiques est frappante.

C'est l'intérêt que présente le caractère héréditaire ou familial de l'inversion sexuelle qui m'a engagé à reproduire ici quelques réflexions que j'ai déjà exposées ailleurs[3] en les appuyant d'un fait nouveau.

[1] L. Schwartz. — *Contribution à l'étude de l'inversion sexuelle*, thèse Montpellier, 1896, p. 31.

[2] Ch. Féré. — *Accès périodiques de perversion instinctive chez un goutteux.* (*La Flandre médicale*, 1er juillet 1894.) — *Une hyperesthésie génitale en rapport avec la brièveté du frein de la verge.* (*Revue de chirurgie*, 1895, p. 333.) — *Note sur une perversion sexuelle liée à l'ataxie locomotrice.* (*La Belgique médicale*, 1897, n° 2.)

[3] *La descendance d'un inverti, contribution à l'hygiène de l'inversion sexuelle.* (*Revue générale de clinique et de thérapeutique, journal des praticiens*, 1896, n° 36, p. 561.)

L'inversion sexuelle, l'attraction spontanée sensuelle, sentimentale ou intellectuelle pour un individu du même sexe est considérée par la plupart des médecins comme un stigmate de dégénérescence. Krafft-Ebing admet que cette anomalie instinctive est liée à l'évolution des organes génitaux, qui sont en réalité bisexués jusqu'au troisième mois de la vie intra-utérine. Cet auteur pense qu'au début de l'évolution les centres cérébro-spinaux doivent aussi être bisexués. Quand la spécialisation génitale est déjà réalisée, la spécialisation cérébrale est encore latente. On peut comprendre que la spécialisation qui s'effectue le plus lentement ait plus de chances d'être troublée et qu'il arrive que, malgré une spécialisation génitale régulière, la spécialisation cérébrale soit en défaut, pervertie ou invertie. Le fait est qu'on rencontre un certain nombre d'individus atteints d'inversion instinctive du sens génital et qui ne présentent aucune anomalie somatique grossière et en particulier aucune malformation des organes génitaux internes ou externes.

Plusieurs auteurs, et en particulier Max Dessoir, ont considéré l'indécision sexuelle comme normale pendant les premières années de la puberté ; on peut déduire de cette circonstance que l'inversion est un arrêt de développement (Ellis) favorisé par le milieu scolaire. Toutefois, il s'en faut que l'anomalie coïncide constamment avec un retard d'évolution ; souvent elle est en relation avec une précocité remarquable [1].

Pour Havelock Ellis, l'inverti est caractérisé par une anomalie prédisposante congénitale ou un complexus de petites anomalies qui lui rendent difficile ou impossible l'attraction sexuelle vers l'autre sexe, facile au contraire l'attraction pour son propre sexe. Cette anomalie peut apparaître spontanément, ou être mise en activité par des circonstances accidentelles [2]. Cette conception ne diffère pas au fond de celle de Krafft-Ebing et des auteurs qui admettent que l'inversion est un caractère de dégénérescence. L'inversion sexuelle est souvent liée, comme le reconnaît bien Ellis, à un tempéramment névropathique. Elle peut être liée d'ailleurs à des anomalies des caractères sexuels.

[1] F. Péloft. — *De la précocité et des perversions des instincts sexuels chez les enfants.* (Thèse Bordeaux, 1897.)

[2] Havelock Ellis. — *Studies in the psychology of sex*, 1897, t. I, p. 140.

L'existence d'invertis, normaux au point de vue morphologique, peut justifier à première vue l'opinion des dissidents qui admettent que les invertis peuvent n'être ni des dégénérés, ni des criminels, ni des malades. Raffalovich [1], qui défend l'intégrité intellectuelle et morale des invertis supérieurs, établit à juste titre des distinctions parmi les invertis ou uranistes. Il y a des chastes, des modérés, des sensuels et des vicieux. Il y a parmi les uranistes virils des catégories, les uns qui recherchent l'homme pour ses qualités viriles, soit au point de vue psychique, soit au point de vue sensuel, ou à la fois au point de vue psychique et au point de vue sensuel; d'autres qui recherchent dans un autre mâle une sensibilité plus délicate que celle de l'homme ou de la femme, d'autres enfin qui aiment le mâle comme des individus normaux aiment la femme. Ce ne sont guère ces sujets que les médecins ont eu en vue dans leurs descriptions, ils se sont surtout attachés aux invertis dont les amours sont des amours de femme, qui miment la femme dans ses goûts, dans sa tenue, aussi bien que dans son attitude dans l'acte sexuel lorsqu'ils le recherchent. On pourrait établir les mêmes distinctions chez la femme, dont les inversions sexuelles sont beaucoup moins connues.

Quelle que soit la forme de l'inversion sexuelle, si elle est congénitale elle résiste à tous les traitements. Si, sous l'influence de la suggestion ou d'un traitement tonique et excitant, l'inverti peut arriver à vaincre sa répugnance pour l'autre sexe, le résultat obtenu est bien plutôt la perversion de l'inverti que la guérison de l'inversion. Il est donc permis de mettre en doute l'utilité du traitement et même la légitimité de la tentative.

L'inverti qui n'est pas l'esclave de son instinct sexuel, celui qui est chaste, soit par tempérament, soit parce qu'il est assez maître de lui pour ne pas se mettre en dehors d'une loi qu'il reconnaît être celle de la nature, est inoffensif au point de vue social. Celui qui est capable de faire dériver dans un travail utile l'énergie d'une tendance qu'il reconnaît comme morbide ou comme hors de la loi naturelle, peut être un homme non seulement inoffensif, mais un homme utile.

[1] M. A. Raffalovich. — *Uranisme et unisexualité. Études sur les différentes manifestations de l'instinct sexuel*, 1896.

L'inverti qui obéit à ses impulsions devient au contraire nécessairement un agent de corruption.

Il n'y a que la longue habitude qui soit capable de lutter contre l'instinct. La résistance aux instincts sexuels contraires a d'autant plus de chances de pouvoir être développée que les tentatives de dérivation sont faites à un âge plus tendre. Ce n'est donc pas sans raison que Raffalovich appelle l'attention sur l'utilité que peut avoir l'étude de l'instinct sexuel chez les enfants.

L'entrainement des invertis à la chasteté est l'indication fondamentale de leur éducation. Les tentatives de redressement de l'instinct sexuel ne peuvent aboutir qu'à faire de l'inverti un débauché ou un mari malheureux, tandis que, par la chasteté, il peut tendre aux buts les plus nobles. Il doit apprendre qu'on ne sert pas seulement la société en lui donnant des enfants : nombre d'hommes des plus utiles à l'humanité ont vécu dans le célibat et dans la chasteté. Le génie est en général célibataire et souvent continent.

Mais ce genre d'éducation ne peut réussir que chez des individus à tendances modérées; chez les invertis à impulsions violentes, il manque à coup sûr son but, et les médecins qui tendent à faire de l'inverti un coureur de filles qui ne sont plus à corrompre et qui ne se reproduisent guère, pour lui éviter de devenir un coureur de garçons honnêtes, travaillent en somme pour le moins mal.

D'ailleurs, il ne faut pas croire que tous les invertis soient résignés à leur sort. Ils montrent bien qu'ils sont incapables d'éprouver des sensations et des sentiments normaux, mais ils en souffrent. Ils souffrent d'être autrement que les autres, ils souffrent de ne pouvoir tenir la même place dans la société. Il y a souvent intérêt pour l'anormal et pour son entourage à lui laisser une illusion, un espoir éloigné.

Mais si l'entrainement à la chasteté est souvent impossible, si souvent on est réduit à recourir à une dérivation sexuelle, faute de mieux, parce que le sujet n'est pas capable de poursuivre un but plus élevé, d'atteler sa charrue à une étoile; il n'en est pas moins hors de doute que l'entrainement à la chasteté doit rester l'idéal du médecin aussi bien que de l'éducateur. Et la raison fondamentale en est que l'inverti, si supérieur soit-il, est toujours un dégénéré. La perversion de l'instinct sexuel est un caractère de dégénérescence au premier chef, puisqu'elle a pour suite nécessaire la dissolution de l'hérédité. M. Raffalovich, qui admet l'inversion sans dégénérescence, se sert d'un argument qui donne la mesure de sa critique : « Mais l'unisexualité n'entrave pas la conservation de la race, puisqu'elle s'est trouvée dans tous les temps, dans tous les pays du monde. » Quoi qu'en puisse dire cet auteur, il y a une distinction absolue entre l'homme hétéro-sexuel et l'homme homo-sexuel, au moins au point de vue des chances de reproduction ; si la race se perpétue, les invertis n'y contribuent guère.

Si l'on pouvait établir par des faits que l'inverti supérieur n'est pas un dégénéré et qu'il peut fournir une descendance qui rentre dans la loi en bénéficiant de l'hérédité de ses qualités, l'entraînement à la chasteté ferait fausse route. Mais ce genre de preuves de l'absence de dégénérescence, M. Raffalovich, économe d'ailleurs de documents originaux, ne nous la donne pas.

L'absence de stigmates morphologiques n'exclut pas la dégénérescence. Darwin a fait remarquer à juste titre que la fonction sexuelle est la plus délicate de toutes; il est permis d'admettre qu'elle puisse être atteinte à l'exclusion des autres, et que, surtout, elle puisse ne pas se trahir par des malformations extérieures.

En admettant que l'inversion sexuelle soit aussi fréquente chez les hommes remarquables qu'on veut bien le dire, on ne peut pas en conclure que l'inversion est un phénomène normal : il y a coïncidence de deux anomalies.

La fonction sexuelle comporte la mise en jeu de deux éléments de sexe différent. Quant l'un des éléments fait défaut à la conjonction, la fonction ne s'exerce pas, il y a abolition bien plutôt qu'anomalie de la fonction. On donne improprement le nom de perversions sexuelles aux perversions de la recherche du plaisir procuré par l'excitation des organes génitaux liée à la fonction sexuelle, aux perversions de l'appétit vénérien. Quand les perversions de l'appétit vénérien ne sont pas les signes extérieurs de la dissolution congénitale de la sexualité, ils deviennent les agents d'une dissolution acquise. La pédérastie n'est pas une fonction sexuelle pervertie, ce n'est pas du tout une fonction sexuelle. c'est une perversion de l'appétit vénérien. Ce qu'on appelle instinct sexuel contraire est, en somme, la négation de l'instinct sexuel;

l'expression d'homosexualité qu'on lui applique quelquefois est parfaitement appropriée à l'idée fausse qu'on se fait de la chose, étant aussi illogique.

La dégénérescence de l'inverti capable de se reproduire peut s'objectiver dans les défauts de la descendance.

OBSERVATION I. — Je soigne depuis une dizaine d'années un jeune épileptique qui a maintenant dix-huit ans et ne présente plus, depuis quatre ans, aucune attaque convulsive; mais il est resté sujet à des crises d'excitation violente de formes diverses. Il est d'ailleurs à peu près imbécile (1896).

Ce jeune homme est le fils aîné de la famille : deux frères de deux et quatre ans moins âgés que lui sont tout à fait idiots; une sœur, née deux ans plus tard, a succombé aux convulsions à l'âge de six mois. La mère est morte d'accidents puerpéraux en accouchant de cette fille; elle était vigoureuse et bien portante, n'avait jamais éprouvé de troubles névropathiques; elle a deux sœurs qui ont chacune des enfants normaux comme elles. Quant au père, c'est un homme remarquable autant au point de vue morphologique qu'au point de vue fonctionnel; c'est un homme d'une intelligence supérieure. On ne connaît non plus aucune tare névropathique dans sa famille; il n'a jamais eu qu'un frère d'un an plus âgé, qui a aujourd'hui quarante-sept ans, et a fourni une carrière brillante; il est célibataire. Ce frère ne présente aucune tare physique, mais on a aucun renseignement sur ses fonctions génitales. Pendant la période où ils ont eu leurs enfants, le père et la mère n'ont eu aucune maladie infectieuse reconnue, ni aucune intoxication qui ait frappé l'attention, et ils n'ont été victimes d'aucun accident; il n'ont pas eu à souffrir de tourments dignes d'être signalés pour donner une explication de la dégénérescence de la génération actuelle.

La pathogénie s'est éclaircie, il y a quelques mois. Notre jeune impulsif était devenu depuis quelque temps singulièrement attentionné pour son frère cadet; on l'avait surpris plusieurs fois se livrant sur lui à des attouchements qui ne laissaient aucun doute sur ses intentions; enfin, dans un accès d'excitation plus intense, il fit une tentative de pédérastie. Ce garçon montre une antipathie marquée pour les filles; mais on n'a pu en tirer aucune confidence. Le père fut très ému, et, en venant me demander conseil sur les précautions à prendre, fut amené à me faire des confidences qui n'avaient pas été motivées jusqu'alors.

Dès l'âge de six ans, il avait plaisir à voir les hommes, principalement les hommes munis des caractères sexuels accessoires bien marqués, barbus, à voix forte; plus tard, il recherchait l'occasion de voir des hommes nus, et ses premières excitations génitales se manifestèrent à cette vue. Lorsque la puberté vint, ses goûts s'accentuèrent, il recherchait les camarades plus âgés que lui et paraissant les plus développés; dans ses rêves érotiques, c'étaient de ces garçons qu'il s'agissait. D'ailleurs, depuis, pendant ses longues périodes de continence, il n'a jamais eu de rêves lubriques où une femme ait figuré à un titre quelconque. Dans ses rêves il s'agissait de contacts, de baisers, mais jamais de rapports sexuels. Il s'est livré à la masturbation, mais jamais en commun. Il se sentait poussé à rechercher des contacts, mais une sorte de terreur invincible le retenait. Ce n'est qu'à l'âge de seize ans qu'il comprit qu'il différait de ses camarades. Il s'en ouvrit à son confesseur, qui le rassura et l'encouragea à la chasteté. Livré à lui-même, il resta assujetti aux mêmes penchants; la recherche des contacts le préoccupait moins qu'au collège, mais il éprouvait toujours les mêmes sensations, aussi bien dans le rêve que dans la veille.

Il comprit, dans certaines lectures, qu'il s'agissait d'un état morbide et que la médecine pourrait lui être de quelque secours. Mais il lui répugnait de découvrir ce qu'il considérait lui-même comme une tare. Il avait renoncé à la masturbation, il se sentait de force à rester chaste, il avait besoin de travailler, il garda son secret. Sa famille lui conseillait le mariage qui devait améliorer et assurer sa situation. Il consulta un médecin qui lui conseilla de s'exercer au coït, et lui affirmant que le goût lui en viendrait; on lui prescrivit l'hydrothérapie et un régime excitant.

Ses idées religieuses se joignant à une répulsion instinctive, il fut longtemps à se décider. Mais la honte de ne pas pouvoir être père de famille, ni remplir ses devoirs sociaux, et peut-être aussi la curiosité, finirent par l'emporter. Il fit plusieurs essais infructueux: d'abord le dégoût l'empêcha de pousser la tentative jusqu'au bout; puis, malgré sa bonne volonté, la défaillance se produisait au moment d'arriver au but. Une répugnance invincible suspendait ses essais. Il fut plus de six mois avant de réaliser un rapport complet. Ceux qu'il eut plus tard constituaient pour lui une tâche pénible. Il pensa que dans le mariage la plupart des raisons qu'il cherchait à se donner de ses répugnances n'existeraient plus, il se maria. Mais sa femme est restée pour lui un objet de répulsion qu'il ne peut dissimuler qu'au prix d'efforts dont il ne comprend plus la possibilité; les caresses qu'il ne lui accordait que par devoir lui coûtaient des dégoûts et des efforts inénarrables; les rapports complets ont été très rares, guère plus nombreux qu'il n'en a fallu pour obtenir les produits qu'il déplore. Ses penchants homosexuels se sont manifestés dans plusieurs circonstances où il fut en relation avec des hommes dont l'aspect correspondait à ses préférences; mais jamais il ne s'est laissé aller à une démonstration quelconque. Depuis qu'il est veuf, il a toujours résisté à ses désirs, et il ne doute pas qu'il eût été capable de conserver le même empire sur lui-même avant son mariage, si on ne l'avait pas encouragé à vaincre son instinct.

Cet homme, qui a quarante-six ans, a tous les attributs de la virilité, il est vigoureux, barbu et n'a aucune anomalie appréciable de l'intelligence ou du caractère.

L'opinion fausse que l'inversion sexuelle est une perversion de l'imagination sans base organique et qu'il faut la vaincre par la persuasion et par tous les moyens susceptibles de favoriser l'accomplissement de l'acte sexuel, a été pour cet homme une cause de maux irréparables liés à l'infirmité de ses enfants. Il dirige un établissement industriel considérable où il a fait preuve d'une grande intelligence et d'une grande puissance d'application. Il s'occupe activement de sociologie appliquée et d'œuvres de bienfaisance. Sa vie actuelle montre bien qu'il pouvait facilement vivre dans la chasteté et se contenter de satisfactions intellectuelles; et il faut reconnaître que ce n'est pas sans raison qu'il accuse ses conseillers.

L'observation suivante présente la plus grande analogie avec la précédente; il s'agit d'une femme, circonstance qui n'est pas sans intérêt, car l'inversion sexuelle chez la femme, n'a fait l'objet que de peu nombreuses publications. Cependant Havelock Ellis a pu en réunir un certain nombre d'exemples, et il est possible que la rareté qui paraît indiquée par la pauvreté de la littérature médicale, soit plus apparente que réelle. L'existence plus retirée de la femme se prête mieux à la dissimulation. L'association moins fréquente chez elles de la perversion sexuelle avec la criminalité commune se prête moins à la formation de groupes qui, par la variété de leur délinquence, ont chez l'homme plus de chances de frapper l'attention.

Observation II. — J'ai été consulté au mois de juin 1897 pour une jeune fille de vingt-quatre ans qui présente depuis l'époque de l'apparition des règles, à treize ans, des absences très courtes se répétant à des intervalles variables, tantôt plusieurs fois dans une journée, tantôt seulement après une suspension de plusieurs mois, et constituée par une pâleur subite avec fixité du regard, suspension de l'acte commencé, tiraillements dans la commissure labiale gauche, avec perte de connaissance durant seulement quelques secondes. Ces absences ne sont suivies d'aucune obnubilation, d'aucune fatigue, et ne paraissent pas avoir affaibli l'intelligence. A ces absences se sont ajoutés depuis le mois de décembre dernier des accès mélancoliques précédés d'irritabilité pendant quelques heures et à début subit. La malade se plaint de la tristesse de la vie, de la prédominance des circonstances malheureuses, de la malveillance dont elle est entourée : la mort est ce qui peut arriver de mieux. Ces accès durent une heure ou deux, puis disparaissent aussi subitement qu'ils étaient apparus. Sa mère est d'autant plus inquiète de ces accès qu'une autre fille s'est suicidée. En dehors de ces paroxysmes qui se sont reproduits 14 fois, de décembre 1896 à juin 1897, et des absences, cette jeune fille jouit d'une santé parfaite ; elle est grande et bien constituée, plutôt jolie et avec une expression sympathique. Jusqu'à la puberté, elle n'avait présenté aucun accident nerveux et n'avait souffert d'ailleurs que de quelques angines et de la rougeole à dix ans. Sa menstruation est toujours régulière. Elle ne présente aucun trouble important de la sensibilité ni de la motilité, son intelligence est normale ; elle paraît d'une grande indifférence sexuelle, mais ne manifeste pas de répulsion anormale comme sa sœur. J'ai considéré les absences et les accès mélancoliques comme appartenant à la série épileptique et leur éloignement sous l'influence du traitement paraît donner raison à ce diagnostic.

Cette jeune fille avait eu deux sœurs aînées : la première avait succombé aux convulsions au sixième mois ; la seconde, qui s'est suicidée en novembre 1895, avait eu aussi des convulsions dans l'enfance à plusieurs reprises ; elle avait marché tardivement, elle n'avait pas parlé distinctement avant trois ans, et elle avait eu des mictions nocturnes involontaires jusqu'à sept ans. A partir de cette époque elle s'était bien développée ; elle avait été réglée à douze ans et demi sans aucun trouble et la menstruation avait toujours été régulière et sans douleur. Elle était d'une intelligence moyenne, affectueuse avec ses parents. Mais depuis l'âge de la puberté on remarquait qu'elle manifestait un éloignement marqué pour les hommes jeunes, tandis qu'avec les jeunes filles elle se montrait communicative et tendre. Depuis l'âge de seize ans, elle s'était particulièrement liée avec une jeune fille de son âge avec laquelle elle se rencontrait chaque jour plusieurs fois et à laquelle elle trouvait toujours un prétexte pour écrire une lettre au moins chaque soir. Son amie, qui paraissait lui rendre son affection, lui écrivait très rarement, et dans quelques lettres qu'on a retrouvées plus tard on n'a rien trouvé qui indiquât de sa part un sentiment anormal. A vingt ans, cette jeune amie fut l'objet d'une demande en mariage, qui fut d'ailleurs rejetée. L'idée d'une possibilité de mariage de son amie détermina chez la sœur de notre malade une émotion profonde suivie d'insomnie, et quatre jours après d'une attaque de chorée généralisée, avec un état mélancolique bien marqué qui dura cinq mois. La difficulté d'écrire n'avait pas arrêté la correspondance qui était même devenue plus abondante. L'amie avait été plusieurs fois recherchée depuis; mais elle avait dissimulé avec soin. Cependant elle avait été elle-même plusieurs fois l'objet de recherches qu'elle avait repoussées avec une sorte d'horreur, et sa mère avait renoncé à lui communiquer celles qui se produisirent plus tard. On verra que sa mère était bien disposée à ne pas contrarier ses sentiments. Au mois de novembre 1895, c'est-à-dire quatre ans après l'éventualité qui avait provoqué l'attaque de chorée, l'amie répondit par une acceptation à une offre accueillie par sa famille, et la dissimulation ne fut pas longtemps possible. A une crise de pleurs qui dura plusieurs heures, on vit succéder une attitude de résignation qui parut de bon augure; la jeune fille déclara que, puisque son amie se mariait, elle ne pouvait plus lui inspirer que du dégoût, qu'elle ne la reverrait plus. La mère, qui surveillait l'insomnie et l'absence d'alimentation à peu près complète, n'était pas sans inquiétude; on épiait ses mouvements particulièrement la nuit. Mais le troisième jour au matin, elle sortit avec une tranquillité apparente pour une promenade qui n'inspira pas d'inquiétude. Quelques heures plus tard, on la retrouvait morte dans un puits abandonné.

La mère ne connaissait à sa fille morte pas plus qu'à sa fille vivante aucune anomalie somatique et en particulier aucune anomalie des organes génitaux ou des organes sexuels accessoires; les hanches étaient bien développées, les seins plutôt volumineux. Cependant elle ne doute pas qu'il ait existé chez celle qui s'est suicidée, des anomalies des sentiments sexuels. Cette opinion s'appuie sur certaines particularités qu'elle avait remarquées chez sa fille et qu'elle avait éprouvées elle-même.

Elle a cinquante-trois ans. Elle appartient à une famille qui a toujours vécu à la campagne et composée de gens qui paraissaient sains au point de vue mental : son père est mort à cinquante-six ans d'une fluxion de poitrine; un oncle paternel vit encore à soixante-douze ans et se porte bien, mais est affecté depuis au moins vingt ans d'un tremblement des mains. Une tante paternelle, vivante aussi, est atteinte de rhumatisme chronique depuis l'âge de quarante-huit ans; la mère est morte d'un cancer utérin, à cinquante-cinq ans; elle avait une sœur jumelle morte l'année suivante de la même affection. Un oncle paternel est d'une santé parfaite à soixante-deux ans. Parmi ses collatéraux, elle ne connaît pas d'aliénés, ni de gens excentriques; mais dans la ligne maternelle il y a plusieurs jumeaux.

Elle-même est jumelle, sa sœur est morte du croup à trois ans, de même qu'un frère d'un an plus jeune. Elle était bien conformée et s'est développée normalement; elle a eu des mictions nocturnes jusqu'à huit ans, mais en dehors de ce trouble elle n'a souffert d'aucun accident nerveux jusqu'à la puberté qui s'est établie normalement à onze ans et demi sans jamais avoir été troublée depuis en dehors des grossesses. Dans son enfance elle n'avait présenté aucune particularité qui pût être considérée comme un signe précurseur d'anomalies sexuelles, elle jouait volontiers avec les petites filles, se livrait à des ouvrages et des amusements de fille, n'éprouvait aucune gêne ni aucune répulsion vis-à-vis de ses cousins ni des petits garçons au contact desquels elle pouvait se trouver. C'est seulement quelques mois avant l'apparition des premières règles, qu'elle a commencé à éprouver vis-à-vis des garçons ou des hommes jeunes, une gêne pénible, puis une répulsion invincible qu'elle ne sentait nullement en face d'hommes plus âgés et en particulier en face d'hommes qui avaient atteint l'âge de son père. Vers la même époque elle se trouvait entraînée à des caresses dont l'idée ne lui était pas venue jusque-là envers plusieurs jeunes filles, et en particulier envers une qui en peu de temps devint l'objet exclusif de sa tendresse. Elle travaillait pour elle, lui écrivait de longues lettres à tout propos tâchant d'en obtenir à titre de souvenir les objets les plus intimes, qu'elle conservait dans des sachets qu'elle confectionnait à cette intention, lui prodiguait les baisers, mais sans en venir jamais à des attouchements sexuels, de telle sorte qu'elle reste convaincue que cette jeune fille n'a jamais su quelle était la véritable nature de ses sentiments. Elle-même ne les ignora pas longtemps, car il lui arriva d'avoir des pollutions nocturnes à propos de rêves où il se produisait des contacts, ou diurnes même à propos du contact de certaines régions en particulier du cou et de la nuque. Ces pollutions s'accompagnaient de sensations de plaisir sexuel très vif, mais étaient immédiatement suivies d'un sentiment pénible de honte vague, de sorte qu'elle les redoutait et qu'elles ne se produisaient qu'en raison de contacts involontaires, pendant les caresses auxquelles elle se laissait emporter. Elle avait seize ans, il y avait plus de quatre ans que ces phénomènes se produisaient sans qu'elle s'en inquiétât. Un jour qu'elle avait entendu une conversation de jeunes femmes qui lui avait ouvert l'attention, elle s'adressa à son confesseur, qui était ami de la famille. Non seulement il lui ordonna de cesser toute relation avec son amie, mais il arrangea un éloignement forcé. Elle eut un grand chagrin à la fois de la séparation et de la découverte de quelque chose qui la rendait différente des autres. Son ancienne amie reparaissait de temps en temps dans ses rêves ou dans ses rêveries, mais lorsqu'elle rencontrait une autre jeune fille qui l'attirait, elle luttait contre son désir et évitait tout ce qui pouvait ressembler à une caresse ou à une marque d'intimité. Cependant il lui arriva plusieurs fois, rien qu'au contact de la main, d'éprouver brusquement une pollution avec sensation très vive suivie d'un sentiment de honte qui lui laissait au front une violente rougeur. Cette réaction s'est produite au contact de 4 personnes différentes. Le contact des hommes lui causait toujours une répulsion violente, et lorsqu'elle entendait parler de l'éventualité du mariage elle éprouvait une agitation pénible et restait plusieurs nuits sans dormir. Les conversations des jeunes femmes ou des jeunes filles mieux renseignées qu'elle, la mettaient dans un état d'agitation particulièrement pénible. Elle rejeta plusieurs demandes en mariage qui se présentaient dans les conditions les plus favorables. Elle refusa d'abord systématiquement, disant qu'elle ne se marierait jamais; mais comme on supportait fort mal cette décision, elle donna des prétextes plus ou moins justifiés, basés sur des défauts individuels ou sur des conditions accessoires plus ou moins futiles. Elle avait vingt-quatre ans, quand elle fut l'objet d'une demande qui se présentait dans de telles conditions de convenances que les parents insistèrent vivement. Elle sentait bien qu'il faudrait un jour arriver à une solution ; et elle-même d'ailleurs se sentait humiliée de ne pas se marier, de ne pas devenir mère de famille, bien que la maternité lui inspirât une répulsion au moins aussi grande que les actes sexuels préalables. Elle consulta son confesseur qui lui conseilla le mariage qui d'après lui devait faire cesser toutes ses mauvaises tendances ou au moins lui rendrait plus facile la résistance aux tentations avec l'aide de son mari auquel elle devait se soumettre sans restriction. Elle consentit. Les fiançailles et leurs suites furent pour elle l'occasion d'une série d'angoisses. La consommation du mariage lui inspirait une véritable terreur ; elle ne pouvait supporter qu'en s'armant de tout son courage le contact de son fiancé. Mais la honte qui revenait sans cesse de ne pas être comme les autres, l'excitait à se laisser faire : c'est ce qui eut lieu. Les premiers rapprochements sexuels n'avaient pu s'accomplir qu'après une crise d'angoisse qui détermina une syncope. Mais la délicatesse de son mari pour lequel à défaut d'amour elle avait de l'estime et de l'affection, finit par triompher de ses répugnances physiques ; elle s'habitua à ses caresses qu'elle toléra comme une nécessité mais qui n'ont jamais provoqué chez elle autre chose qu'une sensation pénible qu'elle ne supportait que par devoir.

Elle eut successivement trois grossesses qui se passèrent sans autre accident que des vomissements d'ailleurs peu durables. Les accouchements se firent aussi normalement et n'eurent aucune suite fâcheuse; mais dans aucun des trois cas il ne se produisit de sécrétion lactée, ni aucun gonflement des seins.

Les organes paraissaient assez volumineux, mais en réalité la graisse remplissait la place des glandes, qui étaient peu développées. Il n'est pas douteux qu'elle ait élevé ses enfants avec beaucoup de soin et qu'elle les a toujours et en toutes circonstances traités en bonne mère; mais elle prétend qu'elle n'a jamais éprouvé les joies de la maternité qu'elle a entendu exprimer autour d'elle. Les grossesses et les accouchements n'ont amené aucun changement ni dans les sensations ni dans les sentiments sexuels. Ses tendances homosexuelles se révélaient de temps en temps soit dans les rêves soit dans la veille à propos de contacts et ils se traduisaient par les mêmes phénomènes qu'autrefois. Elle prétend que quand elle a perdu son enfant elle a été moins affectée que par la mort de son père ou de sa mère; elle souffre autant de n'être pas une mère comme les autres que de n'être pas une femme comme les autres. Son mari est de douze ans plus âgé qu'elle [1]; les rapports sexuels se sont éloignés de bonne heure, sa froideur aidant, et depuis l'âge de trente-huit ans elle n'en a plus eu aucun; mais elle est encore sujette, bien que la menstruation ait fait défaut depuis deux ans, à des pollutions nocturnes ou diurnes dans les mêmes conditions qu'autrefois.

Elle voit dans le suicide d'une de ses filles la preuve de l'hérédité directe de son anomalie sexuelle, et dans les accidents nerveux des deux autres son inaptitude génératrice, elle s'accuse d'avoir, malgré ses soins, mal répondu à l'affection de son mari et elle conclut qu'elle aurait fait moins mal si elle ne s'était pas mariée. Elle affirme qu'elle aurait pu continuer à résister aux actes qu'elle considère comme coupables, puisqu'elle ne s'était jamais senti d'impulsions de ce genre.

Comme chez l'homme de l'observation précédente, la conscience d'une anomalie sexuelle est très évidente chez cette mère; elle souffre de n'être pas comme les autres femmes, tant au point de vue de l'appétit sexuel qu'au point de vue de l'amour maternel.

M. Raffalovich a prétendu que c'était une grossière erreur que croire que les invertis ont conscience de leur anomalie [2]. Cette croyance pourtant pouvait s'appuyer sur un bon nombre de faits d'invertis qui sont allés consulter des médecins. Il est vrai que M. Raffalovich, qui accueille volontiers les faits divers [3] des journaux, conteste la valeur des observations médicales. Pourtant il me semble que la raison concorde avec l'observation pour faire admettre qu'un bon nombre d'invertis ont conscience qu'ils sont anormaux. Les invertis peuvent penser qu'ils sont dans leur droit de sentir comme ils sentent, ils peuvent même n'avoir aucune hésitation à réclamer le droit de s'accoupler suivant leur instinct,

[1] C'est actuellement un homme de soixante-cinq ans, paraissant plus jeune que son âge, sobre, n'ayant eu aucune maladie depuis son mariage.

[2] *Annales de l'unisexualité*, 1897, p. 37.

[3] *Ibid.*, p. 47 et suivantes.

ils peuvent même se croire supérieurs à ceux qui sentent et pensent autrement; mais quand ils voient faire ceux qui les entourent ils ne peuvent pas croire qu'ils leur ressemblent, qu'ils sont dans la règle, qu'ils sont normaux en un mot, sans être en même temps des invertis et des fous. J'ai observé un inverti qui était bien convaincu que sa manière d'être était tout aussi normale que l'autre, mais ce n'était pas sa seule manifestation de folie [1].

Quant à l'hérédité de l'inversion sexuelle, elle n'est pas suffisamment établie dans ces observations : l'inversion est tout au plus vraisemblable chez la fille suicidée; quant à l'idiot il ne peut servir de preuve, car chez les idiots les perversions sexuelles sont fréquentes, en dehors de toute hérédité similaire. Mais ce qui n'est pas douteux c'est que cette mère invertie a donné naissance à une fille qui a succombé aux convulsions, à une autre névropathe suicidée, et à une autre qui présente au moins de grandes ressemblances avec une épileptique. On peut être de son avis et admettre que la reproduction n'était pas plus désirable pour elle que pour la communauté. Son observation concorde tout à fait avec la précédente, où on voit un inverti donner naissance à quatre enfants défectueux.

Je me trouve donc autorisé à persévérer dans l'opinion que j'ai déjà exprimée.

Si les perversions acquises sont susceptibles d'être efficacement traitées par des moyens qui s'adressent aux conditions pathogènes, l'inversion congénitale est en dehors du champ d'action de la médecine; il n'est pas plus possible de restaurer le sens sexuel chez un inverti congénital que de restaurer la vision des couleurs chez un daltonien. Les tentatives que l'on fait pour les faire rentrer dans la règle n'aboutissent qu'à une perversion; elles peuvent être excusables lorsqu'il s'agit d'impulsifs qui ont chance de devenir des objets de perversion si on les laisse suivre leur instinct. Quant à ceux qui sont susceptibles d'être maintenus dans la continence, une initiation contre nature ne peut leur être d'aucune utilité même momentanée. C'est justement parce que les invertis sont des dégénérés et que, lorsqu'ils

[1] Ch. Féré. — *Note sur une amnésie consécutive à des idées obsédantes.* (*Revue neurologique*, 1893, p. 653.)

ont été entraînés ou plutôt invertis avec succès, ils peuvent laisser une descendance pathologique, qu'il faut les laisser vivre en dehors du mariage.

Il n'est pas douteux que les anomalies de la fonction sexuelle peuvent être familiales et héréditaires, et quelquefois on peut saisir la progression de l'anomalie dans deux générations successives. Il y a donc intérêt à éloigner du mariage tous les individus qui présentent de ces anomalies à un degré quelconque.

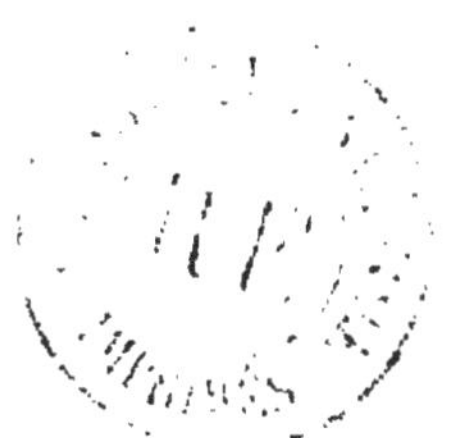

ÉVREUX, IMPRIMERIE DE CHARLES HÉRISSEY

www.ingramcontent.com/pod-product-compliance
Ingram Content Group UK Ltd.
Pitfield, Milton Keynes, MK11 3LW, UK
UKHW031057260726
13965UKWH00006B/2194